DE LA NATURE

DE LA

FIÈVRE PUERPÉRALE

PAR

X. DELORE,

CHIRURGIEN EN CHEF DE LA CHARITÉ.

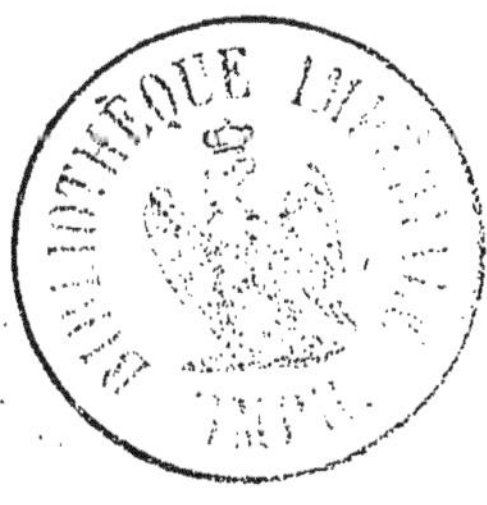

LYON

IMPRIMERIE D'AIMÉ VINGTRINIER

Rue Belle-Cordière, 14.

—

1869

NATURE DE LA FIÈVRE PUERPÉRALE[1]

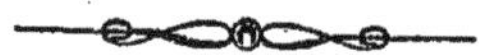

La fièvre puerpérale est une affection qui survient, principalement dans les grands hospices, chez les nouvelles accouchées qui jouissaient jusque-là de la santé la plus parfaite; fléau terrible qui ravage nos maternités.

Cette maladie reconnaît plusieurs causes occasionnelles qui ont été souvent signalées : telles sont l'influence du froid, du temps, les émotions pénibles, la faiblesse de la constitution, les manœuvres obstétricales. Mais il y a en outre une cause essentielle, pouvant agir indépendamment des précédentes, qui ne font dans tous les cas que favoriser son action.

Déterminer cette cause principale, importe non seulement à l'existence des femmes, mais encore à celle des enfants, qui présentent des chances de vie d'autant moindres qu'ils peuvent moins jouir des soins maternels (2). Cette étude, comme celle

(1) Leçon recueillie par M. Leriche, interne des hôpitaux.

(2) Ce n'est que dans les grandes épidémies, quand les femmes sont frappées avant l'accouchement, que les enfants peuvent offrir des accidents analogues à ceux de la fièvre puerpérale; mais, dans les cas ordinaires, les femmes ne sont atteintes qu'après leur accouchement, et les enfants séparés d'elles ne sont nullement influencés par la maladie. S'ils sont soumis dans ces cas à une mortalité un peu plus grande, cela tient uniquement à des causes secondaires, comme le manque de soins et même le manque de nourriture, quand on attend que la mère puisse leur donner le sein.

de toutes les questions étiologiques, présente de grandes diffi-
cultés ; cependant, tant que la solution du problème ne sera pas
donnée, la prophylaxie sera toujours incomplète, car ses prin-
cipes découlent nécessairement de la notion de la cause.

Nous allons donc passer en revue les principales opinions qui
ont été émises sur la nature de la fièvre puerpérale, et nous
chercherons à établir dans quel sens on doit diriger des investi-
gations nouvelles.

Et d'abord la fièvre puerpérale constitue-t-elle une affection
particulière, à type constant ? Différentes inflammations locales
peuvent survenir à la suite de l'accouchement; d'après MM. Beau,
Béhier, Bouillaud, Cazeaux, Piorry et les autres représentants
de l'école anatomo-pathologique, l'ensemble de ces états divers
constitue la fièvre puerpérale.

A l'appui de cette manière de voir, Cazeaux invoque la mul-
tiplicité des lésions observées. Une maladie spécifique, suivant
lui, ne pourrait donner lieu à autant de lésions. Cet argument
pourrait être retourné contre son auteur, et on pourrait objecter
que la syphilis, par exemple, affection essentiellement spécifique,
est la source des accidents les plus variés.

Sans aucun doute, il y a des localisations inflammatoires : on
constate du pus dans les lymphatiques et dans les sinus utérins ;
M. Béhier a fait jouer un grand rôle au cordon induré de l'abdo-
men, qui serait pour lui l'indice le plus certain d'une phlébite
imminente ; on trouve en outre des péritonites, des méningites,
des arthrites. Mais nous ne voyons pas là les caractères d'une
inflammation franche ; ce sont plutôt des états fluxionnaires. Ce
qui le prouve, c'est la rapidité avec laquelle apparaissent ces
phénomènes et la facilité de leur disparition. J'ai vu, par exemple,
une accouchée présenter pendant cinq jours les signes d'une
bronchite catarrhale avec congestion pulmonaire et état fébrile
considérable; le sixième jour survinrent ceux d'une péritonite
généralisée , et immédiatement les phénomènes thoraciques

disparurent ; la femme succomba quelques jours après.

Il me serait facile de montrer, par de nombreux exemples cliniques, la mobilité de ces états fluxionnaires avec tendance à la purulence, et l'on est vraiment conduit à admettre avec Trousseau qu'ils portent un cachet de *spécialité phlegmasique*.

Il est d'ailleurs des cas où une fièvre intense s'accompagne de lésions locales à peu près nulles. Chez une malade, j'ai observé tous les symptômes d'une violente méningite avec catalepsie, et à l'autopsie il n'y avait qu'un peu de sérosité purulente dans la cavité pelvienne.

Parfois, enfin, on n'a trouvé à l'autopsie aucune lésion appréciable. Ceci s'observe dans les fortes épidémies, chez les malades qui succombent rapidement et chez lesquelles la vascularisation inflammatoire et la formation du pus n'ont pas eu le temps de s'accentuer et de se traduire par des signes perceptibles à nos moyens d'investigation. Ces faits sont en petit nombre, et ils deviendront certainement de plus en plus rares, grâce aux progrès de l'anatomie pathologique ; on ne doit pas moins, pour le moment, en tenir grand compte, car ils prouvent qu'il y a dans la fièvre puerpérale autre chose que des localisations inflammatoires.

Ne voir que les localisations dans cette maladie revient à dire que la fièvre puerpérale n'existe pas. C'est ce qu'avait avancé Trousseau ; mais il ne faut voir là qu'un des brillants paradoxes dont cet éminent professeur aimait à colorer ses communications (1). Il voulait dire que les accidents de la fièvre puerpérale rentraient dans la même catégorie que ceux de certaines affections, telles que l'infection purulente et l'érysipèle. Il fondait son opinion sur la coïncidence des érysipèles et des infections purulentes dans les salles de chirurgie avec la fièvre puerpérale dans les maternités. Désormeaux avait déjà soutenu la même idée.

(1) Voyez *Bulletin de l'Académie de médecine*, 1858.

Je ne ferai, quant à présent, qu'une seule objection : c'est que l'érysipèle est une rareté à la maternité de la Charité, où la fièvre puerpérale abonde, et que je n'en ai noté que deux cas sur un total de 250 fièvres puerpérales terminées par la mort.

Un de mes prédécesseurs à la Charité, M. Valette, a observé, il est vrai, à plusieurs mois de distance, sur les nouveau-nés, deux épidémies d'érysipèle de l'ombilic. Mais la fièvre puerpérale ne régnait pas pendant la première ; elle n'apparut qu'après le début de la seconde, qui s'arrêta avant elle (1).

M. Chavanne (2) avait vu sur les accouchées, dans le service de M. Bouchacourt, une épidémie de 29 cas de diphthérite vulvaire ou même laryngo-bronchique ; 3 ou 4 seulement ont paru coexister avec la fièvre puerpérale. Pour mon compte, je n'ai pas eu un seul cas de véritable diphthérite à la maternité, malgré le nombre considérable de fièvres puerpérales que j'ai observées.

Si la fièvre puerpérale est bien distincte de l'érysipèle et de la diphthérite, elle l'est aussi de l'infection purulente. Le contraire a pourtant été soutenu dans la discussion ouverte à l'Académie de médecine (3) sur le sujet qui nous occupe ; une telle mission revenait de droit à un chirurgien, et ce fut Velpeau qui mit au service de cette thèse les ressources de son talent.

En quittant le service chirurgical de l'Hôtel-Dieu pour prendre la maternité de la Charité, je pensais également que la fièvre puerpérale n'était autre chose que l'infection purulente des nouvelles accouchées ; de grandes analogies semblent en effet rapprocher ces deux états pathologiques.

La femme éprouve un traumatisme : déchirures vulvaires, vaginales et utérines ; plaie de la surface interne de l'utérus au niveau de l'insertion placentaire ; ouverture de veines volumi-

---

(1) P. Meynet, *Thèses de Paris*, 1857.
(2) *Thèses de Paris*, 1850.
(3) *Loc. cit.*

neuses, d'où le sang s'est échappé en grande quantité et dont l'hémorrhagie a été arrêtée grâce à des caillots et à la rétraction utérine. Voilà des phénomènes locaux semblables à ceux qu'on rencontre chez les grands opérés.

Quant aux phénomènes généraux, l'affection débute habituellement par un frisson accompagné de chaleur et de sueur, et suivi d'une profonde altération générale. Ces accès peuvent se répéter plusieurs fois ; mais ordinairement un petit nombre suffit pour amener la mort. Il est facile d'en comprendre la cause, si l'on compare une femme récemment accouchée à un malade auquel on a amputé la jambe. Chez l'amputé, en effet, il se forme à la surface de la plaie des produits d'altération qui ont un long chemin à parcourir par les veines ou les lymphatiques pour arriver à la circulation centrale ; dans cet intervalle, l'inflammation des vaisseaux peut trouver à son extension des obstacles qui l'arrêtent (1), tandis que la phlébite utérine verse à peu près directement dans la veine cave inférieure les éléments morbides. En outre, les veines qui relient la plaie de l'opéré à la veine cave sont peu nombreuses, au lieu que l'utérus, à l'époque de l'accouchement, est entouré de sinus veineux larges et multipliés, dont l'ensemble présente un calibre bien supérieur à celui des vaisseaux du membre abdominal. On conçoit dès lors combien la marche de la fièvre puerpérale doit être plus rapide.

D'un autre côté, l'odeur fade que prend l'expiration chez les malades en proie à l'infection purulente, se retrouve chez les femmes affectées de fièvre puerpérale.

A l'autopsie, comme dans l'infection purulente, on rencontre des signes de phlébite et des abcès métastatiques. M. Cruveilhier pensait qu'il y avait surtout lymphangite et que le pus traversait les ganglions.

(1) Exemple : Après une amputation sus-malléolaire se déclare une phlébite, qui se propage tout le long du membre, jusque vers le milieu de la cuisse ; un abcès se forme à ce niveau et la phlébite s'arrête là.

Malgré ces frappantes analogies, je ne puis assimiler la fièvre puerpérale à l'infection purulente. Cela prouve seulement qu'il y a des fièvres puerpérales où se montre le symptôme infection purulente ; car l'infection purulente est un accident et non pas une maladie.

Il y a, du reste, un grand nombre de fièvres puerpérales qui sont notablement différentes de l'infection purulente. Le frisson manque souvent, la phlébite utérine quelquefois ; l'affection revêt alors un cachet tellement spécial, que les hommes qui en ont beaucoup observé, comme Danyau, Dubois et Depaul, tous sont unanimes pour lui donner une place à part dans le cadre nosologique.

Enfin, il est des cas, rares il est vrai, où les symptômes généraux se déclarent avant l'accouchement, c'est-à-dire avant que la femme ait encore aucune plaie pouvant servir de point de départ à la pyohémie.

On ne peut pas dire davantage que la fièvre puerpérale soit une infection putride ; il est, en effet, des cas où, à l'autopsie, on ne trouve dans la cavité utérine aucun signe de putréfaction. Du reste, l'infection putride a une marche lente, qui contraste avec la terrifiante rapidité de la fièvre puerpérale.

Hervez de Chégoin a prétendu que la fièvre puerpérale était tantôt une infection purulente, tantôt une infection putride. Ceci rappelle les idées des Allemands, qui sont aussi dichotomistes, admettant que l'on confond sous le nom de fièvre puerpérale diverses affections, dont deux principales, l'une à processus pyohémique, l'autre à processus septicémique.

Nous répondrons à cela qu'il y a des cas qu'on ne peut rapporter ni à l'infection purulente ni à l'infection putride, par exemple les fièvres puerpérales sans lésions et celles qui débutent avant l'accouchement.

M. Cruveilhier me paraît avoir fait une comparaison fort juste en appelant la fièvre puerpérale le *typhus des nouvelles accou-*

chées; les conditions de traumatisme et d'encombrement où se trouvent les femmes justifient ces expressions, mais ne sont pourtant pas une preuve de l'identité des deux affections dont il s'agit.

Je crois donc que la fièvre puerpérale n'est nullement soumise à l'influence des épidémies coexistantes; c'est, du reste, l'opinion de M. Lefort, qui cite à ce sujet les statistiques de Spâth (de Vienne) (1).

M. Bouchut a considéré la fièvre puerpérale comme une leucocytose aiguë, et il lui trouverait, sous ce rapport, la plus grande analogie avec la diphthérite. La leucocytose se traduirait par les suffusions purulentes multiples qui se déposent en plusieurs points de l'économie.

J'ai plusieurs fois examiné avec soin le sang des femmes qui succombaient, et une fois sulement j'ai pu constater une proportion plus grande de leucocytes.

De toutes les considérations auxquelles nous venons de nous livrer, il ressort que la fièvre puerpérale se rapproche par certains caractères de beaucoup d'autres affections; néanmoins, nous inclinons à penser que c'est une maladie spécifique, c'est-à-dire ayant sa nature distincte.

Ce point établi, par quelle cause expliquer les phénomènes auxquels donne lieu la fièvre puerpérale ?

MM. Depaul, Dubois, Danyau admettent une altération primitive du sang sous l'influence délétère d'un poison mystérieux ou d'une cause inconnue, une véritable septicémie puerpérale. La démonstration clinique m'en paraît suffisamment probante, quand on considère la rapidité de l'affection, les troubles généraux, les localisations multiples et l'absence parfois constatée de ces dernières. Je ne nie pas que, dans certains cas, l'altération du sang ne soit que secondaire ; mais, en temps d'épidémie, c'est

____

(1) Lefort. *Des maternités*, 1866.

évidemment par elle que débutent les accidents, et c'est elle qui domine toute la scène pathologique. Il y a en effet des femmes qui commencent par avoir des lochies d'une horrible fétidité et chez lesquelles les accidents de phlébite sont consécutifs ; mais c'est le plus petit nombre, et chez la plupart on n'observe rien de particulier du côté de l'écoulement lochial.

On a beaucoup discuté pour savoir si la fièvre puerpérale était ou non contagieuse. La contagion me semble hors de doute et je regarde l'infection comme une variété de la contagion. Aux faits connus dans la science je puis ajouter les suivants, observés à la maternité de la Charité :

Deux femmes succombent dans une salle de huit lits ; cette salle est aérée, nettoyée et laissée vide pendant huit jours ; au bout de ce temps, la première accouchée qui y est placée contracte la fièvre puerpérale.

Dans une autre circonstance, plusieurs femmes ayant succombé à la fièvre puerpérale, l'épidémie s'arrêta pendant treize jours ; une nouvelle accouchée ayant été alors placée dans le lit de la dernière femme morte, fut atteinte à son tour et devint l'origine d'une seconde épidémie, qui ne cessa que par l'ouverture d'une autre maternité.

J'ai vu plusieurs fois les voisines d'une malade être frappées comme elle.

Il y a à la Charité trois maternités qui fonctionnent quelquefois simultanément ; j'ai pu suivre dans certains cas le mode de transmission de l'affection de l'une à l'autre, ou par le transport d'une malade, ou à la suite d'autopsies auxquelles avaient pris part les élèves chargés des accouchements.

Quand l'épidémie se développe dans une salle de nouvelles accouchées, elle y reste souvent cantonnée ; mais si la *douleur*, c'est-à-dire le lieu où se font les accouchements, est infectée, comme les femmes sont ensuite distribuées dans toutes les salles, la maternité peut être infectée toute entière.

Il est, du reste, fort mal aisé de démontrer la contagion dans les grandes maternités, où le mal règne à l'état endémique.

Enfin, il faut reconnaître que la contagion de la fièvre puerpérale ne s'effectue pas nécessairement dans tous les cas : ainsi, il y a un certain nombre de femmes qui ne sont pas frappées, tout en paraissant offrir les mêmes conditions que leurs voisines malades ; mais il en est sans doute alors comme dans la propagation de la diphthérite, qui se fait avec une certaine difficulté (1).

La contagion une fois admise, on peut se demander quel est le mode d'inoculation. Les voies d'absorption peuvent être multiples. Les plaies vaginales et utérines me paraissent être les portes d'entrée habituelles ; il y a donc là absorption directe. Quant à la muqueuse vaginale, son pouvoir absorbant est faible.

M. Chauveau a fait des expériences remarquables au sujet de l'inoculation de la variole, de la vaccine et de la clavelée. Il a démontré que le principe virulent peut entrer dans l'économie, non seulement par inoculation directe, mais encore par absorption pulmonaire ou par absorption digestive ; déjà il est permis d'expliquer ainsi le développement de la morve dans les cas où l'on n'a pas constaté à la surface cutanée une solution de continuité. N'en est-il pas de même de l'érysipèle, qui tantôt est traumatique, c'est-à-dire prend son point de départ sur une plaie, tantôt paraît spontané, résultant probablement d'une absorption pulmonaire ou digestive ?

On peut appliquer le même ordre de raisonnements à la fièvre puerpérale. Il semble que l'absorption s'est faite par les voies pulmonaires ou digestives chez les femmes qui sont frappées immédiatement avant leur accouchement ; cas rares, que je n'ai

---

(1) M. Delore, dans un espace de trois années, n'a eu l'occasion de remarquer parmi les enfants malades de la Charité qu'un cas bien évident de transmission de la diphthérite, bien qu'un grand nombre de sujets atteints de maladies diphthéritiques aient séjourné au milieu des autres.

observés que dans les grandes épidémies et qui démontrent, comme je l'ai dit, que l'infection purulente n'est pas toute la fièvre puerpérale.

Une des objections sérieuses qu'on peut faire à l'idée de la contagion de la fièvre puerpérale, c'est que cette affection n'est pas transmissible à tout le monde, comme la syphilis et la morve. On peut répondre que tous les produits contagieux ne s'inoculent pas sur tous les individus : un certain nombre exigent préalablement des conditions particulières. Le blanchet ne se développe que sur un organisme malade; la variole, la vaccine, la rougeole, la scarlatine, la syphilis ne se montrent en général qu'une fois; l'érysipèle n'apparaît point chez tous les opérés ; la fièvre jaune s'attaque surtout aux Européens. Il y a certaines affections manifestement contagieuses, comme la diphthérite, dont on ne connaît pas encore le mode d'inoculation. Il semble donc qu'il faut à chaque virus, pour sa transmission, des conditions spéciales ; pour celui dont il s'agit, elles seraient réalisées vraisemblablement par l'*état puerpéral*.

La femme qui vient d'accoucher, surtout dans les grandes maternités, offre un état qui n'a rien d'analogue dans les autres organismes.

Elle a perdu une grande quantité de sang, qui peut êre évaluée quelquefois à plus d'un litre ; elle est donc dans une anémie qui complique fâcheusement sa situation. On sait, en effet, que la déplétion vasculaire facilite l'absorption ; l'introduction des miasmes puerpéraux se fait donc plus aisément.

Les organes abdominaux subissant une pression moindre, il en résulte nécessairement une dilatation vasculaire qui peut amener des troubles se rapprochant de ceux qu'on observe après la section du grand sympathique.

J'ai déjà dit que les femmes avaient une véritable plaie intrautérine, sans compter les déchirures du col, du vagin et de la vulve; de plus, la face interne de l'utérus est dépourvue d'épithélium. La plaie utérine peut se cicatriser par première intention, c'est le cas le plus habituel ; elle peut aussi suppurer, être le siége d'une inflammation franche, qui peut correspondre soit à une péritonite franche, soit à un phlegmon simple des ovaires ou des ligaments larges. Cette plaie peut encore revêtir un mauvais caractère, sécréter du pus de mauvaise nature, et ce qu'on observe dans l'infection purulente se reproduit ainsi dans la fièvre puerpérale.

Les chimistes se sont efforcés d'analyser le sang de la femme enceinte (1). Le dernier mot de sa constitution n'est peut-être pas encore dit, et il est permis de penser qu'elle est pour quelque chose dans la disposition à la fièvre puerpérale des nouvelles accouchées. Enfin M. Lorain, en temps d'épidémie, a vu des nouveau-nés succomber avec des signes de péritonite puerpérale. Ne pourrait-on pas expliquer ces faits par une altération du sang de l'enfant analogue à celle du sang de la mère ?

J'ai donc essayé de démontrer que la femme en couches se trouve dans des conditions anatomiques et physiologiques toutes spéciales ; dès lors il n'est point étonnant qu'elle soit seule apte à contracter une maladie spécifique, la fièvre puerpérale.

On croit généralement à l'existence d'un miasme puerpéral dans les maternités où se font un grand nombre d'accouchements. Cette opinion est fondée sur la contagiosité, sur la cessation des épidémies quand on a pris certaines précautions hygiéniques. En même temps que ce miasme agit à la façon des virus, puisqu'il se reproduit, il semble se comporter également comme un poison. Son entrée dans l'économie est annoncée par un frisson semblable à celui qui accompagne le miasme paludéen. Il y a en outre certaines épidémies où toutes les malades guérissent, d'autres où toutes celles qui sont frappées succombent.

Certains médecins, supposant que la femme qui commence à

______

(1) Voyez Vogel, *Manuel de Virchow.*

être malade est soumise à l'action incessante du poison puerpéral, pensent que le meilleur moyen de la guérir est de l'éloigner des salles où elle a contracté l'affection ; les cas de rechute semblent, en effet, plaider en ce sens.

Mais quelle est la nature de ce miasme ? A ce sujet on ne sait encore rien, il faut l'avouer ; toutefois on pourrait tirer quelques inductions des belles recherches modernes qui ont jeté un jour tout nouveau sur plusieurs états morbides et surtout sur les maladies infectieuses. M. Pasteur a prouvé que les fermentations putrides ou autres s'exécutaient par l'intermédiaire de vibrions jouant le rôle de ferments organisés (1). M. Béchamp a attribué une grande place dans plusieurs phénomènes vitaux et morbides à la présence des mycrozymas (2). M. Chauveau a isolé certaines granulations virulentes pouvant pénétrer dans l'économie par un mouvement amiboïde que M. Lortet a bien étudié pour les leucocytes, dont les dimensions sont cependant plus considérables. D'autre part, M. Davaine poursuit des études remarquables sur les bactéries dans les maladies charbonneuses et dans d'autres affections. Ses recherches ont été confirmées par MM. Coze et Feltz : ils ont démontré que l'inoculation des liquides putréfiés déterminait la mort chez les animaux, et qu'on rencontrait dans le sang des bactéries, en même temps qu'il y avait leucocytose (3). De mon côté, j'ai rencontré des bactéries dans les lochies vaginales pendant la vie des femmes malades, dans l'utérus et dans la sérosité péritonéale de celles qui avaient succombé à la fièvre puerpérale ; dans le sang, ainsi que je l'ai dit, j'ai rencontré une seule fois une prédominance bien évidente des leucocytes. Je publierai plus tard mes recherches à cet égard.

(1) *Mémoires de l'Académie des sciences*, 1863.

(2) *Id.*, 1867, et *Montpellier médical*, 1868.

(3) MM. Christôt et Kiener ont encore signalé récemment la présence des bactéries et d'une leucocytose concomitante dans les affections farcino-morveuses. (*Gaz hebdom.*, 1868, n° 49.)

Un mot encore sur les circonstances qui favorisent la contagion.

Dans les maternités, l'air est probablement le véhicule habituel du poison puerpéral, qui voltige de toutes parts. Son contact est surtout funeste quand il pénètre dans la cavité utérine. L'accouchement naturel est admirablement ordonné pour s'exécuter à l'abri de l'air : la vulve est formée de parties molles qui s'appliquent exactement l'une contre l'autre dans le sens transversal ; il en est de même de la paroi antérieure et de la paroi postérieure du vagin, qui s'adossent en sens inverse. Dès que le fœtus est sorti, le canal vulvo-vaginal, qui s'était largement ouvert pour le laisser passer, s'affaisse complètement ; l'utérus, en revenant sur lui-même, expulse le délivre ; dans sa cavité s'épanche une certaine quantité de sang qui se coagule et qui n'est chassée au dehors que lorsque la rétraction est devenue complète. L'hémorrhagie consécutive à la délivrance me semble jouer aussi un rôle important pour entraîner au dehors les moindres particules d'air qui auraient pu accidentellement arriver jusque dans l'utérus.

Quand l'art intervient, les choses ne se passent plus de la même façon : l'air s'insinue avec les branches du forceps, le long de la main et du bras qui pratiquent une version ou une délivrance artificielle, et le conduit vulvo-vaginal perd son élasticité qui s'opposait à l'introduction des germes morbides dans les organes génitaux de l'accouchée.

En résumé, l'hypothèse la plus probable que l'on puisse faire sur la fièvre puerpérale, c'est qu'elle est de la catégorie de ces maladies infectieuses qui se propagent par l'inoculation de semences morbides dont l'air est le véhicule habituel. Cette opinion a déjà été soutenue, du reste, par MM. les professeurs William Murphy, de Londres (1) et Faye, de Christiania (2).

(1) *The Dublin's quaterly journal of science*, August, 1857.
(2) Lettre à M. Guérard, 1858.

Une semblable théorie étant admise, les soins prophylactiques se comprennent aisément : il faut placer les nouvelles accouchées dans un air pur, et pour cela il importe de les entourer des plus grands soins de propreté, en même temps qu'on les isolera le plus possible des femmes infectées.

www.ingramcontent.com/pod-product-compliance
Ingram Content Group UK Ltd.
Pitfield, Milton Keynes, MK11 3LW, UK
UKHW021723130726
13696UKWH00006B/2499